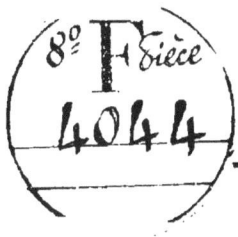

LA RÉVISION

DES

LISTES ÉLECTORALES

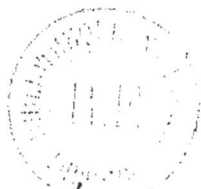

LÉGISLATION & JURISPRUDENCE

Par L. LAYA

Avocat

TROISIÈME ÉDITION

PRIX : **0 fr. 25 c.** franco.

Dixième mille

LILLE

IMPRIMERIE TYPOGRAPHIQUE ET LITHOGRAPHIQUE

14 bis, rue Coquerez

LA RÉVISION

LISTES ÉLECTORALES

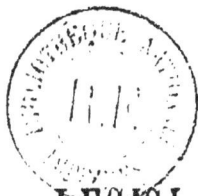

LÉGISLATION & JURISPRUDENCE

Par L. LAYA

Avocat

TROISIÈME ÉDITION

PRIX : **0 fr. 25 c.** franco.

Dixième mille

LILLE

IMPRIMERIE TYPOGRAPHIQUE ET LITHOGRAPHIQUE

14 bis, rue Coquerel

AVERTISSEMENT

Le suffrage universel, qu'on le veuille ou non, est, en fait, en France, la source de tout pouvoir.

Des élections dépendent les lois, les droits, les libertés et, dans une large mesure, la fortune des citoyens, la prospérité de l'agriculture, du commerce et de l'industrie, les destinées mêmes du pays.

Il est donc d'une souveraine importance que l'instrument fondamental du suffrage universel, la liste électorale, soit absolument sincère et contienne tous ceux et seulement ceux que la loi permet d'y inscrire.

Prévoyant la négligence inévitable et parfois voulue des autorités chargées de la révision, le législateur accorde à tout électeur, à tout citoyen, des droits et moyens pratiques de contrôle.

C'est donc pour nous tous un devoir civique impérieux de surveiller les opérations de la révision annuelle de la liste électorale, et d'exiger les inscriptions et radiations conformes à la loi.

Nous empêcherons ainsi radicalement les morts, les absents et les indignes de voter et de fausser les scrutins comme il arrive trop souvent.

La révision bien faite de la liste électorale a suffi parfois à assurer d'éclatantes victoires.

Mais, pour exercer efficacement leur droit de contrôle, il est nécessaire que les citoyens connaissent bien la loi, et les moyens qu'elle met à leur disposition.

C'est là l'objet de ces quelques pages : le lecteur y trouvera en caractères gras les textes les plus usuels des lois, décrets, circulaires ministérielles, suivis d'un bref commentaire fondé sur la jurisprudence et sur l'expérience.

En rédigeant ce petit manuel, sans aucune prétention juridique, nous n'avons eu d'autre ambition que d'être clair, précis et pratique.

L. L

TABLE DES MATIÈRES

Les chiffres de la table renvoient, non aux pages,
mais aux numéros qui se trouvent
en tête des alinéas.

PREMIÈRE PARTIE

Conditions requises pour pouvoir voter

CHAPITRE PREMIER

CONDITIONS GÉNÉRALES A REMPLIR POUR ÊTRE ÉLECTEUR
EN FRANCE

1

CHAPITRE II

QU'EST-CE QUE LA LISTE ÉLECTORALE ? — SA PUBLICITÉ

CHAPITRE III

CONDITIONS SPÉCIALES A REMPLIR POUR ÈTRE INSCRIT
SUR LA LISTE ÉLECTORALE D'UNE COMMUNE

DEUXIÈME PARTIE

Comment se fait la révision

CHAPITRE PREMIER

RÉVISION ADMINISTRATIVE

CHAPITRE II

PÉRIODE DES RÉCLAMATIONS

CHAPITRE III

JUGEMENT DES RÉCLAMATIONS

CHAPITRE IV

CLÔTURE DE LA LISTE ELECTORALE

CHAPITRE V

PÉNALITÉS

ANNEXES

PREMIÈRE PARTIE

Conditions requises pour pouvoir voter

CHAPITRE PREMIER

CONDITIONS GÉNÉRALES A REMPLIR POUR ÊTRE ÉLECTEUR

1. — Sont électeurs tous les Français âgés de 21 ans accomplis et n'étant dans aucun cas d'incapacité prévu par la loi (Loi du 5 avril 1884, art. 14, § 2).

Pour avoir le droit de voter il faut donc :

I. — **Etre français,** c'est-à-dire fils de père français (Code civil, art. 8, § 1).

Sont aussi français :

1º L'individu né en France d'un étranger (que e soit le père ou la mère), qui lui-même y est né (Code civil, art. 8, § 3) ;

2º L'individu né en France d'un étranger et domicilié en France à l'époque de sa majorité, à moins que dans l'année qui suit sa majorité il ait décliné la qualité de français et produit diverses pièces (Code civil, art. 8, § 4) ;

3º Les enfants mineurs d'un père ou d'une mère qui se fait naturaliser ou réintégrer dans la qualité de français, à moins de déclaration dans les mêmes conditions (Code civil, art. 12, § 3 et 18, § 3) ;

4° Les habitants d'un territoire annexé à la France ;

5° Les étrangers naturalisés français par décret ou par déclaration (Code civil, art. 8, § 5 ; art. 9, 10 et 12, § 2).

2. — II. — ETRE AGÉ DE 21 ANS. — Seront inscrits sur la liste électorale, les citoyens qui, ne remplissant pas les conditions d'âge lors de la formation des listes, les rempliront avant la clôture définitive (31 mars). (Loi du 5 avril 1884, art. 14, § 4). Mais la demande d'inscription doit être formée avant le 4 février.

3. — III. — ETRE CAPABLE, c'est-à-dire JOUIR DE SES DROITS CIVILS ET POLITIQUES.

Les incapacités sont : les unes *perpétuelles,* les autres *temporaires.*

4. — Incapacités perpétuelles. — Aux termes du décret organique du 2 février 1852, art. 15, modifié par les lois des 29 juillet 1881, 24 janvier 1889 et 10 mars 1898, sont privés de leur droits civils et politiques et par conséquent ne doivent être inscrits sur aucune liste électorale :

1° Les individus condamnés pour *crimes ;*

2° Les condamnés pour : outrage aux bonnes mœurs, vagabondage, mendicité, usure, tenue de maisons de jeux de hasard ou de prêts sur gage, *quelle que soit la peine ;*

3° Les condamnés *à l'emprisonnement, quelle qu'en soit la durée,* pour : vol, escroquerie, abus de confiance, soustraction commise par des dépositaires de deniers publics ; attentats aux mœurs, fraudes relatives au recrutement de l'armée ;

4° Les condamnés *à un emprisonnement de trois mois au moins,* pour : destruction de registres ou actes publics ; détérioration de marchandises servant à la fabrication ; dévastation de récoltes, abatage ou mutilation d'arbres appartenant à autrui, destruction de greffes ; empoisonnement d'animaux domestiques ; tromperie sur les matières d'or et d'argent, sur la nature de toute marchandise ; faux

poids, fausses mesures ; fabrication et vente de produits falsifiés et nuisibles à la santé ;

5° Les condamnés à un *emprisonnement de plus
de trois mois* pour fraudes relatives aux opérations
électorales ;

6° Les *militaires* condamnés au *boulet* ou aux *travaux publics ;*

7° Les *officiers ministériels destitués*, mais seulement lorsque le jugement ou l'arrêt de destitution con-
tient une disposition spéciale les déclarant déchus
des droits électoraux (Loi du 10 mars 1898) ;

8° Les *interdits* pour cause d'imbécillité, de dé-
mence ou de fureur.

Mais un fou ou un idiot ne peut être privé de ses
droits politiques, s'il n'y a pas contre lui de *jugement
prononçant l'interdiction.* (Cass. civ. 29 avril 1897).

Bien entendu les aveugles et les sourds-muets,
même ne sachant ni lire, ni écrire, les citoyens pour-
vus d'un conseil judiciaire ne sont pas privés de
leurs droits électoraux.

5. — Incapacités temporaires. — Les *faillis non
banqueroutiers* sont privés de leurs droits électoraux
pendant dix ans (Loi du 30 décembre 1903) ; ils sont
éligibles après réhabilitation.

Les débiteurs admis au bénéfice de la liquidation
judiciaire restent électeurs (Loi du 4 mars 1889, art.
21) ; mais ils ne sont éligibles qu'après réhabilitation.

Sont privés de leurs droits électoraux pendant
cinq ans, à dater du jour où ils ont fini de subir
leur peine :

1° Les condamnés à *un emprisonnement de plus
d'un mois* pour : rébellion, outrage ou violence envers les dépositaires de l'autorité publique ; outrage
public envers un juré ou un témoin ; attroupement ;
société secrète (Décret du 28 juillet 1848, art. 13) ;

2° Les condamnés *à plus d'un mois et à moins de
trois mois de prison*, pour : fabrication ou vente de
produits falsifiés ou tromperie sur la chose vendue
(Loi du 24 janvier 1889).

Enfin, dans certains cas prévus par la loi, les tribunaux correctionnels peuvent prononcer l'interdiction du droit de vote.

Les membres d'une congrégation dissoute, même résidant à l'étranger, conservent intégralement leurs droits électoraux. (Cass. 1er mai 1899).

6. — Grâce. — La grâce totale ou partielle ou la commutation de la peine laissent subsister l'incapacité perpétuelle ou temporaire.

7. — Prescription. — Un incapable ayant, en fait, longtemps exercé illégalement ses droits électoraux ne peut jamais invoquer la prescription.

8. — Amnistie. — Elle efface toute incapacité électorale.

9. — Réhabilitation. — Elle efface également toute incapacité.

En vertu de la loi du 5 août 1899, art. 10, sont réhabilités de droit et sans aucune formalité :

1º *Après dix ans*, sans nouvelle condamnation autre que l'amende, les individus ayant subi *une seule* condamnation soit à six mois de prison ou moins, soit à une amende, soit à ces deux peines réunies

2º *Après quinze ans*, soit pour *une seule* condamnation à deux ans de prison ou moins, soit pour plusieurs condamnations dont l'ensemble ne dépasse pas un an ;

3º *Après vingt ans*, pour *une seule* condamnation à plus de deux ans de prison.

Faillis. — Est réhabilité de droit le failli ayant acquitté intégralement toutes ses dettes ou les dettes sociales; peut l'être après cinq ans le failli concordataire, s'il a payé tous dividendes promis, ou obtenu des créanciers remise entière ou leur consentement unanime à sa réhabilitation. (Loi du 30 décembre 1903, art. 2).

10. — *Loi de sursis du 26 mars 1891 (Loi Bérenger)* — L'application au condamné de la loi Bérenger ne le relève pas de l'incapacité électorale résultant de la condamnation (Cons. d'Et. 31 octobre 1896, aff. Calvignac).

11. — IV. — ÊTRE INSCRIT SUR LA LISTE ÉLECTORALE D'UNE COMMUNE. — Tout individu réunissant les trois conditions de nationalité, d'âge et de jouissance des droits civils est électeur.

Mais l'électeur, pour pouvoir voter, doit en outre être inscrit sur la *liste électorale* de la commune où il entend user de son droit d'électeur.

CHAPITRE II

QU'EST-CE QUE LA LISTE ÉLECTORALE

La liste électorale est un tableau énumérant par ordre alphabétique tous les électeurs de la commune avec leurs prénoms, lieu et date de naissance, profession et domicile.

Il n'y a plus qu'une seule liste pour toutes les élections législatives, départementales et communales.

Dans les communes importantes divisées en *sections électorales*, chaque section, constituant un corps électoral distinct, doit avoir sa liste spéciale.

On ne peut consulter la liste électorale qu'au Secrétariat de la Mairie ou à celui de la Préfecture, et non à la sous-préfecture.

Il ne faut pas confondre les *sections électorales* avec *les bureaux de vote* qui n'ont qu'un but : faciliter aux citoyens l'accomplissement de leur devoir électoral.

OU EST DÉPOSÉE LA LISTE ÉLECTORALE ?

12. — La minute de la liste électorale reste déposée au secrétariat de la commune ; le tableau rectificatif, transmis au préfet, reste déposé avec la copie de la liste électorale, au Secrétariat général du département (Décret réglementaire du 2 février 1852, art. 7).

La minute est la liste originale signée du Maire et des membres de la Commission administrative de révision. Cette liste doit être *arrêtée* de telle façon qu'il soit impossible d'y faire, après coup, des additions frauduleuses.

QUI PEUT CONSULTER LA LISTE ÉLECTORALE ?

13. — Communication en doit toujours être donnée aux citoyens qui la demandent. (Décret réglem. du 2 février 1852, art. 7).

Tout électeur pourra prendre communication et copie de la liste électorale. (Loi du 7 juillet 1874, art. 4, §§ 3 et 4).

Pour exiger cette communication, il faut être citoyen électeur : il ne faut donc pas envoyer un enfant ou une femme prendre copie de la liste ; mais il n'est pas nécessaire d'être inscrit sur la liste de la commune. (Circulaire minist. 30 novembre 1864).

C'est la minute elle-même, et non une copie, qui doit être communiquée.

Tout électeur peut même faire imprimer et afficher à ses frais et risques la liste électorale.

QUE FAIRE
SI LE MAIRE REFUSE COMMUNICATION ?

14. — Si le Maire refuse la communication, contrairement à la loi, il commet un excès de pouvoir (Cons. d'Etat, 19 juin 1863) et peut être condamné à des dommages-intérêts. (Trib. des Conflits, 18 nov. 1858). Il faudrait donc faire constater le refus par écrit ou par témoins puis poursuivre le Maire devant la justice de paix en dommages-intérêts (Art. 1382 du Code civil), et aussi devant la juridiction administrative pour excès de pouvoir. Ce refus peut aussi entraîner l'annulation des élections (Cons. d'Etat, 28 avril 1902).

PERMANENCE DE LA LISTE

15. — Les listes electorales sont *permanentes*, c'est-à-dire qu'elles restent, du 31 mars d'une année au 31

mars de l'année suivante, telles qu'elles ont été arrê-
·tées et servent à toutes les élections qui ont lieu dans
le cours de l'année (sauf, bien entendu, la radiation
des noms des électeurs décédés ou privés de leurs
droits civils et politiques).

PUBLICITÉ DES LISTES D'ÉMARGEMENTS

**16. — Les listes d'émargements de chaque section,
signées du président et du secrétaire, demeureront
déposées pendant huitaine à dater du jour de l'élection au secrétariat de la mairie où elles seront com-
muniquées à tout requérant.** (Loi du 30 nov. 1875,
art. 5, § 3).

Tout électeur peut même en prendre copie (Cons.
d'Etat 14 nov. 1890). Si le Maire refuse, sa décision
peut être attaquée en Conseil d'Etat pour excès de
pouvoir. (Cons. d'Etat 8 juin 1883 et 2 mars 1884).

On ne saurait trop recommander de profiter de
cette excellente occasion de reconnaître les absten-
tionnistes, afin de les exciter spécialement à l'accomplissement du devoir civique.

Au deuxième tour de scrutin, la victoire sera souvent le prix d'une active propagande auprès des abs-
tentionnistes.

CHAPITRE III

CONDITIONS SPÉCIALES A REMPLIR
POUR ÊTRE INSCRIT SUR LA LISTE ÉLECTORALE
D'UNE COMMUNE

Pour avoir le droit d'être inscrit sur la liste élec-
rale d'une commune, il est nécessaire, mais il suffit
de remplir une des conditions suivantes :

1º Ou bien avoir son *domicile réel* dans la commune ;

2º Ou bien *habiter* la commune depuis six mois ;

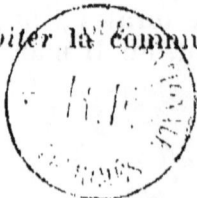

3° Ou bien être inscrit au rôle d'une des quatre *contributions directes* ou au rôle des *prestations* en nature ;

4° Ou bien être membre de la famille d'un des prestataires ;

5° Ou être habitant dispensé de l'impôt des prestations à raison de l'âge ou de la santé ;

6° Ou bien avoir une résidence obligatoire dans la commune comme fonctionnaire public.

Reprenons ces conditions une à une :

DOMICILE RÉEL OU RÉSIDENCE DE SIX MOIS

17. — La liste électorale comprend ceux qui ont leur domicile réel dans la commune ou y habitent depuis six mois au moins (Loi du 5 avril 1884, art. 14, § 3, n° 1).

A. DOMICILE RÉEL

18. — Le domicile réel est soit le domicile d'origine c'est-à-dire le lieu de naissance ou le lieu habité au moment de la majorité, soit le lieu du principal établissement. (Art. 102 du Code Civil).

19. — 1° Domicile d'origine. — Tout Français est présumé avoir conservé son domicile d'origine, tant que, au fait d'une habitation dans un autre lieu, il n'a pas joint l'intention de fixer en ce lieu son principal établissement. (Cass., 3 août 1886, 11 avril 1889, 27 avril 1895 et 24 mars 1896).

20. — 2° Domicile au lieu du principal établissement. — Le domicile réel est le lieu du principal établissement. On peut y réclamer son inscription, quand bien même on aurait moins de six mois de résidence. (Jurisprudence constante de la Cour de Cassation, notamment arrêts des 31 mars et 18 avril 1886 ; 28 juin 1887, 21 mars 1892, etc.). Par exemple, un cultivateur quitte sa commune et vient habiter une ferme sur une autre commune, le 3 février 1907, il

v a son domicile réel et peut exiger son inscription
le 4 février, dernier jour du délai pour les réclamations. (Cassation, 28 mars 1889).

21. — 3° Changement de domicile. — **Le changement de domicile s'opère par le fait d'une habitation
réelle dans un autre lieu, joint à l'intention d'y fixer
son principal établissement.** (Code civil, art. 103).

**La preuve de l'intention de fixer dans un autre lieu
son principal établissement résulte d'une déclaration
expresse, faite tant à la municipalité du lieu qu'on
quittera qu'à celle du lieu où on aura transféré son
domicile.** (Code civil, art. 104).

**A défaut de cette double déclaration, la preuve de
cette intention dépendra des circonstances.** (Code
civil, art. 105).

Par exemple, les domestiques ont le même domicile
que le maître avec lequel il demeurent (Code civil,
art. 109) ; les élèves des Ecoles normales primaires
sont présumés, jusqu'à preuve contraire, avoir aban-
donné leur domicile d'origine et fixé leur principal
établissement à l'Ecole (Cass. 22 avril 1873) ; les fer-
miers, métayers et colons ont leur domicile réel dans
la commune où est leur exploitation (Cassation 28
mars 1889). Au contraire les employés de chemins de
fer, les professeurs de lycées ou collèges libres, les
clercs de notaire, les avocats stagiaires, les institu-
teurs adjoints sont présumés, jusqu'à preuve contraire, avoir conservé leur domicile d'origine ou leur
domicile précédent.

Par suite de la loi de Séparation, les élèves des
Grands Séminaires sont soumis au droit commun
et peuvent opter entre leur domicile d'origine et le
domicile réel au Grand Séminaire (Cass. 3 avril 1906).

22. — 4° **Domicile à l'étranger.** — Le Français, domicilié à l'étranger, conserve le droit de demeurer
inscrit et de voter au lieu de son dernier domicile.
(Cass. 9 avril 1900).

B. RÉSIDENCE DE SIX MOIS

23. — On peut réclamer son inscription sur la liste électorale d'une commune quand on *y réside depuis six mois* au moins avant la clôture de la liste électorale, c'est-à-dire avant le 31 Mars (Loi du 5 avril 1884, art. 14, § 4).

Ainsi l'individu qui habiterait une commune depuis le 1er octobre 1906 aurait le droit de s'y faire inscrire sur la liste électorale de 1907.

Le logement *en garni* pendant six mois suffit pour constituer la résidence et autoriser l'inscription.

Le citoyen qui n'aurait pas, au 31 mars, les six mois requis, a le droit, pour ne pas être privé de l'exercice de ses droits électoraux, de réclamer son maintien sur la liste de la commune où il a cessé de résider.

CONTRIBUABLES ET PRESTATAIRES

24. — **La liste électorale comprend ceux qui auront été inscrits dans la commune au rôle d'une des quatre contributions directes,** (impôt foncier, personnel et mobilier, portes et fenêtres, patentes), **ou au rôle des prestations en nature, et, s'ils ne résident pas dans la commune, auront déclaré vouloir y exercer leurs droits électoraux,** (Loi du 5 avril 1884, art. 14, § 3, n° 2).

25. — L'inscription au rôle doit exister en fait avant le 4 février, c'est-à-dire avant la fin du délai accordé pour les réclamations.

La simple qualité de propriétaire ou le seul fait de payer l'impôt ne suffit pas pour lui-même ; il faut l'inscription au rôle, et cette inscription doit être *personnelle*. Ainsi, un mari ne pourrait point se prévaloir de l'inscription de sa femme au rôle foncier. Mais, si minime que soit le chiffre de l'impôt, l'inscription suffit.

PROPRIÉTAIRES INDIVIS

26. — Les acquéreurs en commun d'une parcelle, *si petite soit-elle*, qui font faire la mutation de cote en temps utile, peuvent se faire inscrire sur la liste électorale.

Par exception ces propriétaires indivis ont le droit d'être inscrits sur la liste électorale, bien que l'inscription sur la matrice des rôles ait été faite sous une forme abrégée, par exemple « Durand et consorts » ou « Durand et autres ». (Cass. 16 avril 1888 ; 1er juillet 1889 ; 11 juillet 1895).

CONTRIBUABLES NON RÉSIDENTS

27. — Notons que, si l'on ne réside pas dans la commune et si l'on veut s'y faire inscrire sur la liste électorale au titre de contribuable, il faut manifester *expressément* son intention d'y excercer ses droits électoraux.

L'inscription ne peut être, dans ce cas, réclamée que *par l'électeur lui-même* ou par son fondé de pouvoir muni d'une procuration sous seing privé ou d'une simple lettre avec signature légalisée. (Cass. civ. 26 avril 1892, aff. Gouzaud).

Le contribuable, déjà inscrit sur la liste, conserve le droit d'y demeurer, sans avoir à faire aucune déclaration, alors même qu'il aurait changé de domicile ; s'il est indûment rayé, sa réinscription peut être demandée soit par lui soit par *un tiers-électeur sans mandat.* (Cass. 11 avril 1877).

FAMILLES DES PRESTATAIRES

28. — **Sont également inscrits, aux termes de cette disposition, les membres de la famille des mêmes électeurs compris dans la cote des prestations en nature, alors même qu'ils n'y sont pas personnellement portés, — et les habitants qui, en raison de leur âge ou**

de leur santé, auront cessé d'être soumis à cet impôt.
(Loi du 5 avril 1884, art. 14, § 3, n° 2).

Cette faveur de la loi se restreint aux personnes
tenant aux prestataires par les liens du sang, et encore faut-il que le nombre des journées imposées au
chef de maison prouve que tous ceux qui réclament
l'électorat sont compris dans le rôle sans y être
nommés.

29. — Pour réclamer leur inscription sur la liste
électorale, il faut qu'ils aient, avant leur maladie ou
avant l'âge de 60 ans qui entraîne la dispense des
prestations, figuré sur le rôle des prestations.

FONCTIONNAIRES PUBLICS

30. — **La liste électorale comprend ceux qui sont
assujettis à une résidence obligatoire dans la commune en qualité soit de ministres des cultes reconnus
par l'Etat, soit de fonctionnaires publics.** (Loi du 5
avril 1884, art. 14, § 3, n° 4).

Jouissent seuls de ce bénéfice les fonctionnaires de
l'Etat.

La loi du 9 décembre 1905, sur la Séparation des
Eglises et de l'Etat, a eu pour résultat de rendre cet
article inapplicable aux ministres du culte (Cass. civ.
26 mars et 3 avril 1906) et de soumettre ceux-ci au
droit commun (Voir n°s 17 à 29). Comme tout citoyen,
un curé ou un vicaire peuvent invoquer le domicile
réel, alors même qu'il n'auraient pas 6 mois de résidence (Voir n° 20).

Les agents *assermentés* des Cies de chemins de fer
sont seuls considérés comme fonctionnaires publics
(Cass. Req. 23 nov. 1874 : Ch. civ. 28 avril 1880 ; 21
avril 1879 ; 7 mai 1883 ; 12 juillet 1893).

Aucune durée de résidence ne leur est imposée :
ils peuvent demander leur inscription quand bien
même leur nomination serait faite le 3 février, veille
du jour où expire le délai légal des réclamations.

Ils doivent justifier, par un certificat de la Mairie,

de leur radiation sur la liste de la commune où ils
résidaient précédemment.

Ils doivent être inscrits dans la commune ou dans
la section où ils habitent effectivement, et non dans
celle où ils exercent leurs fonctions (Cassation, 15
juin 1885): C'est en inscrivant illégalement en bloc,
agents de police facteurs, cantonniers, professeurs,
employés de l'Etat, dans la commune ou la section
où ils exercent, que certaines municipalités parvien-
nent à fausser les élections. C'est donc un point
très important à surveiller.

Ils peuvent rester inscrits à leur domicile d'origine
ou sur la liste d'une commune où ils sont contribua-
bles, à la condition de demander leur radiation dans
la commune de leur résidence obligatoire.

MILITAIRES

**31. — Les militaires en activité seront portés sur
les listes de la commune où ils étaient domiciliés
avant leur départ.** (Déc. organique du 2 février 1852,
art. 14).

**32. — Les militaires et assimilés DE TOUS GRADES
ET DE TOUTES ARMES des armées de terre et de
mer ne prennent part à aucun vote, quand ils sont présents, à leur poste, ou dans l'exercice de leurs fonctions. Ceux qui, au moment de l'élection, se trouvent
en résidence libre, en non-activité, ou en possession
d'un congé peuvent voter dans la commune sur les
listes de laquelle ils sont régulièrement inscrits.
Cette dernière disposition s'applique également aux
officiers et assimilés qui sont en disponibilité ou dans
le cadre de réserve.** (Loi du 30 novembre 1875, art. 2
et Loi du 15 juillet 1889, art. 9).

Il faut entendre par *congé*, « une autorisation
régulière d'absence *de plus de trente jours*. » (Circulaire du Ministre de la Guerre du 24 février 1876 ;
décrets du 1er décembre 1888 et 26 février 1889).

PEUT-ON ÊTRE INSCRIT A LA FOIS
SUR LA LISTE DE PLUSIEURS COMMUNES ?

33. — Toute personne qui aura réclamé et obtenu une inscription sur deux ou plusieurs listes, sera punie d'un emprisonnement d'un mois à un an, et d'une amende de 100 à 1.000 francs. (Déc. org. 2 février 1852, art. 31).

Cependant, du droit reconnu par la loi à tout électeur de faire inscrire un tiers, même à son insu, il résulte que ce dernier peut, *en fait*, être inscrit sur les listes de plusieurs communes, à des titres divers (domicilié, résident ou contribuable).

L'électeur, ainsi inscrit *en fait* sur plusieurs listes, a le droit d'opter pour l'une ou l'autre.

Tant qu'il n'a pas opté, ni les commissions administratives, ni les tiers-électeurs n'ont le droit de réclamer sa radiation sur aucune des listes (Cass. civ. 20 avril 1895 ; 10 mai 1897).

L'électeur inscrit sur plusieurs listes peut opter par déclaration expresse à la mairie de la commune choisie. S'il n'a pas fait cette déclaration, l'art. 34 du décret organique de 1852 lui interdit de voter dans deux communes différentes pour une même élection ; mais il peut, par exemple, voter dans une commune pour une élection au Conseil municipal ou au Conseil général et dans une autre pour une élection législative. (Cons. d'Etat 17 mars 1894 et 2 février 1895 ; Cass. crim. 21 janvier 1897).

Il peut même voter plus tard dans la seconde commune pour la nomination d'un nouveau conseil municipal en remplacement de l'ancien conseil dissous. (Cass. crim. 13 janvier 1900, aff. Nicolini).

DEUXIÈME PARTIE

Comment se fait la Révision?

Dans chaque commune, les listes électorales sont révisées chaque année et closes définitivement le 31 mars.

La révision comprend trois périodes :

1º Révision administrative de la liste (1er au 10 janvier) ;

2º Période des réclamations (15 janvier au 4 février) ;

3º Jugement des réclamations.

CHAPITRE PREMIER

RÉVISION ADMINISTRATIVE

COMMISSION ADMINISTRATIVE

34. — *Du 1er au 10 janvier.* Une **Commission administrative,** composée du maire, président ; d'un délégué du Conseil municipal pris dans son sein ou parmi les électeurs de la commune et d'un délégué du Préfet, prépare les tableaux rectificatifs.

35. — Elle *ajoute* soit d'office, soit sur la demande d'un électeur, les citoyens dans les conditions voulues par la loi pour être inscrits (Voir 1re partie) ou précédemment omis, — et *retranche* les décédés ou indûment inscrits, ceux qui ont perdu les qualités requises par la loi (condamnés à des peines entraînant incapacité électorale; électeurs ayant quitté la commune, etc...); ceux dont un jugement a ordonné la radiation.

Si la commission n'a pas effectué son travail du 1er au 10 janvier, il y a lieu d'annuler les opérations de la révision (Cons. d'Etat, 17 janvier 1902).

36. — La commission doit tenir un registre mentionnant les motifs de toutes ses décisions (Déc. réglementaire du 2 février 1852, art. 1).

TABLEAUX RECTIFICATIFS

37. — Le tableau contenant les additions et retranchements est déposé au plus tard le 15 janvier au Secrétariat de la commune.

Le jour même du dépôt, avis est donné par affiches aux lieux accoutumés. (Déc. rég. 2 fév. 1852, art. 2, §§ 1 et 3).

QUI PEUT CONSULTER LES TABLEAUX ?

38. — Le tableau sera communiqué à tout requérant qui pourra le recopier et le reproduire par la voie de l'impression. (Décret réglementaire du 2 février 1852, art. 2, § 2).

39. — Si le maire refuse cette communication, il commet un excès de pouvoir (Décisions du Conseil d'Etat des 19 juin 1863 et 2 mars 1888). Voir n° 14 ce qu'il faut faire en pareil cas.

NOTIFICATION AUX ÉLECTEURS RAYÉS

40. — L'électeur qui aura été l'objet d'une radiation d'office sera averti sans frais par le Maire. Notification de la décision sera faite par écrit et à domicile par les soins de l'administraton municipale. (Loi du 7 juillet 1874, art. 4, §§ 1 et 2).

CHAPITRE II

PÉRIODE DES RÉCLAMATIONS

Dès que le tableau des rectifications a été publié, c'est-à-dire le 15 janvier, le *devoir* des électeurs est de vérifier avec soin s'ils n'ont pas été rayés, si l'on n'a pas omis ou rayé des électeurs qui ont le droit de figurer sur la liste, si l'on n'y a pas ajouté des noms d'individus n'ayant pas le droit d'être inscrits.

Quand on découvre des erreurs, il faut immédiatement réclamer.

DÉLAI POUR RÉCLAMER

41. — Les demandes en inscription et en radiation doivent être formées dans les vingt jours à partir de la publication des listes. (Loi du 7 juillet 1874, art. 2, § 2), c'est-à-dire du *15 janvier au 4 février inclusivement*, ce dernier jour *jusqu'à minuit*, fût-ce un dimanche ou jour férié (Cass. 27 avril 1900). Passé ce délai, toute demande est irrecevable.

42. — Cependant, l'électeur rayé d'office par la Commission administrative et qui n'a pas reçu notification de cette radiation, conserve le droit de réclamer *dans les cinq jours qui suivront cette notification*, quand bien même elle serait faite après le 31 mars (Loi du 7 juillet 1874, art. 4, § 2. — Lettre du ministre de l'intérieur du 21 septembre 1883 ; arrêt de Cassation du 24 juin 1884). Il peut réclamer sans attendre la notification.

QUI PEUT RÉCLAMER

43. — Tout citoyen omis sur la liste pourra présenter sa réclamation à la Mairie.

Tout électeur inscrit sur l'une des listes de la circonscription électorale pourra réclamer la radiation ou l'inscription d'un individu omis ou indûment ins-

crit. (Décret organique du 2 février 1852, art. 19, §§ 1 et 2).

L'électeur qui aura été l'objet d'une radiation d'office de la part de la commission pourra présenter ses observations. (Loi du 7 juillet 1874, art. 4, § 1).

Peuvent donc réclamer l'inscription ou la radiation d'un citoyen :

1º Ce citoyen lui-même ;

2º Tout électeur inscrit sur la liste de l'une des communes formant ensemble une même circonscription législative.

On peut s'occuper de la révision de la liste électorale non-seulement dans la commune où l'on est inscrit, mais encore dans toutes celles qui élisent le même député.

Dans le cas où l'on invoque pour se faire inscrire la qualité de contribuable non résident, il faut une déclaration personnelle de l'intéressé : un tiers électeur sans mandat ne peut réclamer à sa place. Mais c'est l'unique exception.

COMMENT RÉCLAMER ?

44. — Il sera ouvert dans chaque Mairie un registre sur lequel les réclamations seront inscrites par ordre de date. Le maire devra donner récépissé de chaque réclamation. (Décret du 2 février 1852, art. 19, § 4).

45. — Les réclamations ne sont assujetties à aucune forme. Elles peuvent être faites soit *verbalement* au secrétariat de la mairie, soit *par lettre* adressée au maire de la commune, de préférence sous pli recommandé avec avis de réception.

Le moyen le plus simple et en même temps le plus sûr est de se rendre à la mairie, de remettre au secrétaire une note indiquant le nom de l'électeur à inscrire ou à rayer, en énonçant les motifs indiqués pour l'inscription ou la radiation. (Voir modèle, page 39, nº 87).

46. — Le secrétaire de mairie devra consigner la réclamation sur le registre ouvert à cet effet, et sera

tenu de délivrer *gratuitement un récépissé* de la de
mande (Lettre du Ministre de l'Intérieur du 10 mars
1886).

47. — Que la déclaration soit verbale ou écrite, il
faut avoir bien soin d'*exiger un récépissé* qui est
nécessaire en cas de contestation.

QUE FAIRE SI LE MAIRE REFUSE ?

48. — Si le maire refusait de recevoir la réclamation ou d'en donner récépissé, le réclamant devrait,
soit lui adresser une sommation par huissier, soit
faire constater le refus par deux témoins, et il pourrait ensuite faire appel devant le juge de paix.

COMMENT EMPÊCHER LES INSCRIPTIONS
ILLÉGALES EN MASSE LE 4 FÉVRIER ?

49. — Certaines municipalités peu honnêtes profi-
tent de ce que la loi n'impose pas au maire l'obligation de communiquer aux tiers le registre des réclamations, pour faire inscrire subrepticement en bloc,
le 4 février au soir, un certain nombre d'électeurs
nouveaux afin de fausser les scrutins. — Pour remé-
dier à cette lacune de la loi, la jurisprudence exige
qu'un tableau des inscriptions et radiations prononcées par la Commission municipale de jugement soit
affiché le jour de la clôture de ses opérations (voir
n° 58) : de plus le registre des décisions de la Commission doit être communiqué par la mairie à tout
requérant ; en cas de refus, celui-ci a, pour faire
appel, 20 jours à dater de la publication des listes
électorales, c'est-à-dire du 31 mars (Cass. ch. civ.
19 juin et 30 juillet 1883 ; 23 juin 1896 ; 22 juillet
1897). Tout électeur peut se faire délivrer par la mairie copie de chaque décision de cette commission,
moyennant un droit de 0 fr. 75 cent. par rôle.

Les Commissions municipales terminant d'ordinaire leurs travaux le 10 février, c'est à partir du

11 que les électeurs pourront réclamer communication de leurs décisions.

Les tiers électeurs ont un délai de 20 jours pour réclamer en justice de paix la radiation des électeurs indûment inscrits.

Deux circulaires du Ministre de l'Intérieur, des 25 janvier et 22 décembre 1888 ont admis et consacré administrativement cette jurisprudence.

· PREUVES ET PIÈCES A PRODUIRE

50. — C'est à celui qui fait une demande d'inscription ou de radiation à établir le bien fondé de sa réclamation. Mais il peut toujours réserver la production des preuves et pièces devant la Commission municipale ou même devant le Juge de paix. L'essentiel est que la demande soit faite avant le 4 février : on peut ensuite réunir les preuves.

51. — **Inscriptions.** — La *nationalité* et *l'âge*, s'ils sont contestés, se prouvent par la production soit d'une ancienne carte d'électeur, soit d'un livret militaire, soit de l'extrait de naissance, etc.

Les extraits de naissance, en ce cas, sont délivrés *gratuitement* et *sur papier libre* par la mairie du lieu de naissance (Déc. organique du 2 février 1852, art. 24).

La *jouissance des droits civils et politiques* se prouve par la production du casier judiciaire. L'électeur est toujours présumé jouir de ces droits et n'est pas tenu de le prouver, à moins de contestation émanant de la Commission administrative qui dresse chaque année les tableaux rectificatifs. — Si cette contestation émane d'un autre électeur, c'est à ce dernier de prouver l'incapacité de celui dont il demande la radiation.

52. — Le *domicile réel* se prouve par le récépissé de la double déclaration de changement de domicile (voir page 19) bail à ferme, attestations du propriétaire ou patron, témoins, etc. ; — la *résidence de six mois*, par les quittances de loyer, bail, certificats du maire ou commissaire de police ; la *qualité de contribuable ou de prestataire*, par un extrait du rôle délivré sur papier libre par le percepteur (Cout : 25 centimes).

53. — La mairie du lieu où l'on se fait inscrire est en droit d'exiger un certificat de radiation de la commune où l'on était précédemment inscrit ou au moins la preuve qu'on l'a demandée.

54. — Radiations. — *Le changement de domicile ou de résidence* se prouve par la production de lettres ou circulaires envoyées à l'adresse de l'électeur et retournées par la poste, d'attestations du commissaire de police, du propriétaire ou concierge, par témoins, etc., — le *décès*, par un extrait de l'état civil — les *condamnations* entraînant privation des droits politiques, par l'extrait du casier judiciaire.

L'électeur dont l'inscription aura été contestée sera averti sans frais par le maire et pourra présenter ses observations (Loi du 7 juillet 1874, art. 4, § 1).

De ces explications contradictoires sortira la lumière pour la commission de jugement et pour le juge de paix.

55. — *Comment prouver qu'un électeur a été condamné ?*

Les extraits de casier judiciaire n'étant pas délivrés aux tiers, il en résultait souvent l'impossibilité de prouver l'incapacité électorale. — La loi du 5 août 1899 a autorisé les maires à réclamer, soit au greffe du tribunal du lieu d'origine de l'intéresse, soit au ministère de la Justice, un extrait dit « bulletin n° 2 » ne comprenant que les condamnations entraînant incapacité électorale.

La loi du 11 juillet 1900, art. 4, § 3, y ajoute ceci : **Le bulletin est aussi délivré aux juges de paix qui le réclameront pour le jugement d'un contestation en matière d'inscription sur les listes électorales.**

La Commission municipale de jugement et le Juge de paix, en cas de doute, ont donc le moyen de s'éclairer et les tiers-électeurs doivent, le cas échéant, requérir la Commission ou le Juge de paix d'user de ce droit.

CHAPITRE III

JUGEMENT DES RÉCLAMATIONS

COMMISSION MUNICIPALE DÉ JUGEMENT

56. — Elle juge en première instance les réclamations produites. — La loi n'a fixé aucun délai de rigueur ; mais la commission doit s'efforcer de terminer le 9 février.

57. — **Composition :** Cinq membres : le maire, un délégué du Préfet, trois délégués du Conseil municipal. Tous doivent être présents, sous peine de nullité de la décision. — Cette nullité est d'ordre public et doit être prononcée par le juge de paix qui statuera ensuite sur le fond. (Cassation 22 mars et 11 avril 1888, 9 mai 1889, 18 mars 1891).

58. — **Publicité et notification des décisions.** — La Commission a l'obligation d'ordre public de garder minute de ses décisions (Cass. 16 mai 1881).
Notification de ces décisions sera, dans les trois jours, faite aux parties intéressées, par écrit et à domicile, par les soins de l'administration municipale (Loi du 7 juillet 1874, art. 4, § 2),*in-extenso* et sans frais (Circul. min. de l'Intérieur 25 janvier 1888).
Les inscriptions et radiations prononcées par la Commission seront affichées au lieu ordinaire des publications officielles (Circul. min. Int. 25 janvier et 25 décembre 1888).

L'APPEL DEVANT LE JUGE DE PAIX

59. — *Qui peut appeler et dans quel délai ?* — **Les parties intéressées** (c'est-à-dire les électeurs qui ont figuré dans l'instance devant la Commission). **pourront interjeter appel dans les cinq jours de la notification** (Loi du 7 juillet 1874, art. 4, § 2).
Tout tiers électeur pourra interjeter appel dans les vingt jours de la décision (Jurisprudence cons-

tante de la Cour de Cassation, notamment arrêts
des 11 mai 1881, 20 juin 1882, 3 juin 1885, 9 mai 1889).

L'intervention à un *titre quelconque* d'un membre
de la *Commission municipale* dans les débats d'appel
entache le jugement d'une nullité d'ordre public,
alors même que ce membre se bornerait à fournir
des renseignements demandés par le juge (Cass. 23
avril 1884 ; 27 avril 1892 ; 29 mars 1893 ; 30 mars
1896).

Deux catégories de personnes peuvent donc seules
faire appel devant le juge de paix des décisions de la
Commission municipale :

1º Les électeurs (intéressés personnellement ou tiers
électeurs) qui ont figuré dans l'instance jugée par la
Commission ;

2º Tout électeur inscrit alors même qu'il n'y a pas
figuré.

60. — *Parties déjà en cause.* — 1º Dans ce premier
cas, l'appel doit être formé *dans les cinq jours* de la
notification de la décision. Si la Commission a omis
ou refusé de rendre une décision ou si celle-ci n'a
pas été notifiée, le délai ne court pas et l'on peut toujours faire appel. Cependant il sera prudent d'appeler
au plus tard dans les 20 jours qui suivent la clôture
de la liste électorale, c'est-à-dire avant le 21 avril
(Cassation 9 juin 1884, 30 juin 1885, 4 juin 1888).

L'électeur, rayé par la Commission administrative et qui n'en reçoit notification qu'après le 4 février, a cinq jours pour faire appel devant le juge de
paix.

61. — *Parties non encore en cause* — Dans ce se-
cond cas, l'appel doit être formé *dans les 20 jours*
à dater *de la décision* de la commission. Si le maire
refuse communication des décisions, l'appel peut
alors exceptionnellement s'exercer dans les 20 jours
qui suivent la clôture définitive, soit jusqu'au 20
avril.

Le juge de paix est obligé de déclarer nul tout appel
fait après l'expiration des délais ci-dessus.

62. — *Que faire en cas de fermeture illégale de la
mairie ?* — Si pendant la période des réclamations

(15 janvier au 4 février) la mairie a été fermée, soit complètement, soit à des heures déterminées, notamment le 4 février de 7 heures du soir à minuit, sans avis publié par le maire, les électeurs qui, par ce motif, n'ont pu faire leurs réclamations, peuvent saisir directement le juge de paix (Cass. 1er juin 1886, 12 avril 1888).

63. — *Comment former appel ?* — **L'appel sera formé par simple déclaration au greffe de la justice de paix du canton** (Décr. org. du 2 février 1852, art. 22, § 1). Exiger qu'elle soit inscrite sur le registre du greffe et toujours demander un récépissé. Aucune formule n'est imposée : avoir soin de bien indiquer ses noms, prénoms, domicile, ceux de l'électeur dont il s'agit, l'objet précis de la réclamation, enfin dater et signer avec le greffier (Voir le modèle page 39, n° 88).

64. — *Avertissement aux parties. — Gratuité de la procédure.* — **Le Juge de Paix statuera dans les dix jours, sans frais, ni forme de procédure, et sur simple avertissement donné trois jours à l'avance à toutes les parties intéressées** (Déc. org. 2 février 1852, art. 22). Le défaut d'avertissement entraînerait la nullité du jugement. Toute la procédure, y compris le jugement, est *absolument* gratuite.

65. — On peut récuser un juge de paix s'il a un intérêt personnel dans la contestation, s'il est parent ou allié d'une des parties jusqu'au degré de cousin germain exclusivement, s'il a donné un avis écrit dans l'affaire, s'il y a entre lui et l'une des parties procès criminel ou civil (Code de proc. civ., art. 44).

66. — *Pièces à produire.* — Il est bon de présenter des conclusions écrites, exposant la demande, les arguments et pièces à l'appui.

Les pièces ou preuves à produire sont : 1° Copie de la décision contestée de la Commission municipale ou toute pièce en tenant lieu (notification, procès-verbal, etc.). Si le maire refuse cette copie, le juge peut en ordonner la production ; 2° Pièces justificatives et témoignages à l'appui de la demande (Voir page 30). Avoir soin de bien produire tous arguments

et pièces ; car en Cassation il est interdit d'en produire de nouveaux.

67. — *Audience et jugement*. — Les débats sont publics. — On ne saurait trop engager tous les intéressés à y assister; mais il peuvent se faire repré-
senter par un mandataire autorisé par simple lettre
signée ou légalisée (Cass. 26 avril 1892, aff. Gouzaud),
ou par des conclusions écrites adressées au juge par
la poste.

La simple présence à l'audience du commissaire
de police entraînerait la nullité du jugement.

Le jugement doit être suffisamment motivé sous
peine de nullité (Loi du 20 avril 1810, art. 7).

Les parties averties et non présentes à l'audience
(en personne, par mandataire ou conclusions écrites)
peuvent faire opposition au jugement par défaut
rendu contre elles, dans les trois jours qui suivent la
notification.

68. — *Notification du jugement*. — L'électeur qui
a triomphé doit notifier, autant que possible dans
les trois jours, le jugement à son adversaire, par ministère d'huissier, par le garde-champêtre ou autre
agent assermenté. S'il n'y a pas eu d'adversaire,
aucune notification n'est nécessaire.

POURVOI EN CASSATION

69. — *Qui peut se pourvoir ?* — Les électeurs qui
ont été parties devant le juge de paix ou qui auraient
dû y être appelés et estiment que le juge de paix a
mal jugé, peuvent seuls se pourvoir devant la Cour
de Cassation.

70. — *Gratuité absolue du pourvoi*. — **Le pourvoi
est dispensé de l'intermédiaire d'un avocat à la Cour
de Cassation et jugé d'urgence sans frais ni consigna-
tion d'amende.** (Déc. org. 2 fév. 1852, art.23). Bien
entendu, les électeurs qui le désirent sont libres de
prendre, à leurs frais, un avocat à la Cour de Cassation.

71. — *Dans quel délai ?* — **Le pourvoi n'est receva-**

ble que s'il est formé dans les dix jours de la notification de la décision du juge de paix. (Déc. org. 2
fév. 1852, art. 23). — S'il n'y a pas eu d'adversaire
en justice de paix, par conséquent pas de notification, le délai est de *10 jours à partir du jour du jugement,* ce jour compris.

72. — *Comment former le pourvoi ?* — **Il est formé
par simple requête** (Déc. org. 2 fév. 1852, art. 23) **ou
par simple déclaration des parties, au greffe de la
justice de paix.** (Circul. ministér. 26 avril 1849). Le
greffier doit l'inscrire ou en dresser acte. (Voir
page 40, n° 89, un modèle de requête).

La requête peut aussi être déposée directement au
greffe de la Cour de Cassation.

73. — *Nécessité de la dénonciation.* — **Le pourvoi
est dénoncé à l'adversaire** (s'il s'est présenté devant
le Juge de paix) **dans les dix jours qui le suivent.**
(Déc. org. de 1852, art. 23, § 4). Chaque année, la
Cour de Cassation repousse un grand nombre de
pourvois par le seul motif qu'ils n'ont pas été dénon-
cés. Cette formalité est donc *essentielle* et ne doit
pas être oubliée.

Le délai de dix jours est de rigueur. Par exemple,
un pourvoi formé le 1er mai doit être dénoncé au plus
tard le 11 mai.

La dénonciation doit être faite par ministère
d'huissier (Cassation 13 août 1888) ou par le garde-
champêtre (Cassat. 14 juin 1895). La dénonciation
doit contenir l'énonciation de la date, des noms, prénoms et qualité de l'agent qui la dresse, de la personne qui la requiert, de la cause et des motifs du
pourvoi, du domicile de celui à qui elle est destinée,
de la date, du lieu où elle a été remise, de la personne
à qui la copie a été laissée, et, en outre, la signature
de l'agent qui l'a dressée, tant sur la copie que sur
l'original.

74. — *Pièces à produire.* — 1° Le pourvoi lui-même ;
2° Un mémoire exposant les arguments invoqués et
visant les articles de loi violés par le jugement attaqué ; 3° L'acte de dénonciation ; 4° Une copie signifiée
ou une expédition du jugement du juge de paix ; 5°

Autant que possible, la décision de la Commission municipale de jugement et l'acte d'appel; 6° Les pièces justificatives déjà produites devant le juge de paix.

75. — *Comment envoyer les pièces ?* — **Les pièces et les mémoires fournis par les parties** (demandeurs et adversaires) **sont transmis sans frais, par le greffier de la Justice de Paix au greffier de la Cour de Cassation.** (Déc. org. de 1852, art. 23). Les parties peuvent aussi, si elles le préfèrent, envoyer directement, à leurs frais, leurs pièces au greffe de la Cour.

76. — *Arrêt de la Cour.* — Si la Cour déclare le pourvoi irrecevable pour vice de forme ou le rejette au fond, le jugement du juge de paix est confirmé et devient définitif. Il n'y a plus rien à faire.

77. — Si, au contraire, elle le casse, elle renvoie l'affaire devant le juge de paix d'un canton voisin auquel sont envoyées toutes les pièces avec une expédition de l'arrêt, et qui statuera.

CHAPITRE IV

CLOTURE DE LA LISTE ÉLECTORALE

78. — Les listes électorales sont arrêtées le *31 mars* de chaque année par la Commission administrative.

79. — Toutefois, dans le cas où, par suite d'une erreur matérielle ou d'une décision clandestine, un électeur aurait été retranché de la liste, cet électeur aurait encore *vingt jours*, à partir du 1er avril, pour réclamer devant le juge de paix.

Une fois arrêtées, les listes sont définitives. Elles servent à toutes les élections qui peuvent avoir lieu jusqu'au 31 mars de l'année suivante.

80. — Les seuls changements qui peuvent y être apportés consistent dans la radiation des électeurs décédés et des électeurs privés de leurs droits par suite de condamnations.

81. — On doit tenir compte également des additions ou retranchements ordonnés par des jugements rendus postérieurement à la clôture des listes.

CHAPITRE V

PÉNALITÉS

82, 83 et 84. — **Toute personne qui se sera fait inscrire sous de faux noms ou de fausses qualités, ou aura dissimulé une incapacité prévue par la loi, ou aura réclamé et obtenu une inscription sur deux ou plusieurs listes, sera punie d'un emprisonnement d'un mois à un an, et d'une amende de 100 à 1000 fr.** (Décr. organ. du 2 février 1852, art. 31).

85. — **Ceux qui, à l'aide de déclarations frauduleuses ou de faux certificats, se seront fait inscrire ou auront tenté de se faire inscrire indûment sur la liste électorale ; ceux qui à l'aide de mêmes moyens auront fait inscrire ou rayer indûment un citoyen, et les complices de ces délits seront passibles d'un emprisonnement de six jours à un an et d'une amende de 50 à 500 francs.**

Les coupables pourront en outre être privés pendant 2 ans de l'exercice de leurs droits civiques. (Loi du 7 juillet 1874, art. 6, § 1 et 2).

86. — La loi du 30 mars 1902 punit d'un emprisonnement de 6 jours à 2 mois et d'une amende de 50 à 500 francs ou de l'une de ces deux peines seulement quiconque, dans une *Commission administrative* ou *municipale* (pour la préparation de la liste électorale) aura par inobservation de la loi ou des arrêtés préfectoraux ou par tous autres actes frauduleux changé ou tenté de changer le résultat du scrutin.

Les tribunaux pourront, en outre, prononcer la peine de l'interdiction des droits civiques pendant une durée de 2 à 5 ans.

Si le coupable est un fonctionnaire public, la peine sera portée au double.

ANNEXES

Demande d'inscription ou de radiation

Cette pièce écrite sur papier libre doit être remise au maire ou au secrétaire de mairie. Il faut avoir soin de demander un récépissé.

87. — Le soussigné (nom, prénoms, profession et domicile), électeur de........... a l'honneur de demander l'inscription (ou la radiation) sur la liste électorale de la commune de .... du sieur (nom, prénoms, profession et domicile), pour le motif que........... (indiquer les motifs de la demande).......
....

Pièces jointes :
....
....
(Date).............. le..........................
Signature.

Acte d'appel devant le Juge de Paix

Cette pièce, écrite sur papier libre, doit être remise au greffier de la Justice de Paix qui consigne l'acte d'appel sur un registre spécial et en donne récépissé.

88. — Le soussigné (nom, prénoms, profession et domicile), déclare interjeter appel de la décision rendue le .... par la Commission municipale de la commune de .... sur une demande tendant à l'inscription (ou à la radiation) du sieur (nom, prénoms, profession et domicile), sur la liste électorale de cette commune.
(Date)........... le....................
Signature.

Requête en cassation

89. — M........ (nom, prénoms, profession et demeure) demande la cassation d'un jugement rendu le............, par M. le juge de paix du canton de.........
et prononçant le rejet d'une demande en inscription ou radiation sur la liste électorale de la commune de....................

Le jugement est attaqué pour violation de l'article......... de la loi du......... en ce qu'il a été décidé que....................

Le soussigné a l'honneur d'exposer que.............. . (exposé des motifs de cassation invoqués).

L'exposant conclut en conséquence à ce qu'il plaise à la Cour admettre son pourvoi, casser et annuler la décision attaquée.

(Signature) :

Vu pour la législation de la signature ci-contre.

Le Maire,

(Sceau de la Mairie).   (Signature).

Si le pourvoi est déposé au greffe de la justice de paix, le greffier y inscrit la mention suivante :

Le présent pourvoi a été déposé le........, au greffe de la justice de paix. de...... avec les pièces à l'appui.

A............, le.............. 19..

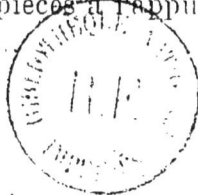